BEI GRIN MACHT SICH IHR WISSEN BEZAHLT

AF137168

- Wir veröffentlichen Ihre Hausarbeit,
  Bachelor- und Masterarbeit

- Ihr eigenes eBook und Buch -
  weltweit in allen wichtigen Shops

- Verdienen Sie an jedem Verkauf

Jetzt bei www.GRIN.com hochladen und kostenlos publizieren

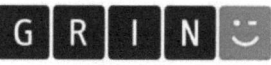

Safewards. Wirkungsweisen in der Behandlung von an Schizophrenie erkrankten Menschen im hochgesicherten Bereich des Maßregelvollzugs

GRIN

Bibliografische Information der Deutschen Nationalbibliothek:

Die Deutsche Nationalbibliothek verzeichnet diese Publikation in der Deutschen Nationalbibliografie; detaillierte bibliografische Daten sind im Internet über http://dnb.d-nb.de abrufbar.

ISBN: 9783346719997
Dieses Buch ist auch als E-Book erhältlich.

Druck und Bindung: Books on Demand GmbH, Norderstedt Germany
Gedruckt auf säurefreiem Papier aus verantwortungsvollen Quellen

Das vorliegende Werk wurde sorgfältig erarbeitet. Dennoch übernehmen Autoren und Verlag für die Richtigkeit von Angaben, Hinweisen, Links und Ratschlägen sowie eventuelle Druckfehler keine Haftung.

Das Buch bei GRIN: https://www.grin.com/document/1268751

Safewards

Wirkungsweisen in der Behandlung von Schizophrenie erkrankten Menschen im Hoch gesicherten Bereich des Maßregelvollzugs

Fachhochschule der Diakonie (FHdD)

Studiengang Psychische Gesundheit/ Psychiatrische Pflege

Modul 14 Psychiatrische Hilfen in unterschiedlichen Settings

Abgabetermin 27.10.2021

Inhaltsverzeichnis

1. Einleitung

Patientenübergriffe in psychiatrischen Einrichtungen machen ca. 40% der Unfallmeldungen aus, wobei die Dunkelziffer etwa um die Hälfte höher ausfällt und die Zahlen steigen (Richter und Berger, 2001, S. 9 ff.).70 % - 80 % der Mitarbeitenden erleben in einem Jahr verbale Gewalt und in der stationären Pflege erleben 63 % körperliche Gewalt in einem Jahr (Löhr, Schulz & Nienaber, 2020, S.17).

Speziell in forensischen Einrichtungen stellen Patientenübergriffe eine der häufigsten Ursache von Arbeitsunfällen dar (Richter und Berger, 2001, S. 9 ff.). Der Arbeitsalltag vieler Mitarbeiter in diesen Einrichtungen besteht aus dem Umgang mit gewalttätigen Situationen und krankheitsbedingten Aggressionen (ebd.). Vor allem für Pflegekräfte stellt sich ein erhöhtes Risiko dar, Opfer eines Gewaltübergriffs durch solche Patienten zu werden (ebd.).

Die Erforschung von Aggression und Gewalt in der Psychiatrie ist eine junge Wissenschaft und verschiedene gegenwärtige Arbeiten zeigen, dass selten nur eine Seite für eine Eskalation verantwortlich ist (Löhr, Schulz & Nienaber, 2019, S.9). Mitarbeitende in der direkten Betreuung sind der größten Gefahr der verbalen und körperlichen Gewalt ausgesetzt, weshalb ein besonderes Augenmerk auf die Beziehungsgestaltung zur Verhinderung solcher Situationen gelegt wird (ebd.). Weniger Gewalt und Zwangsmaßnahmen ist das Ziel des Safewards Model, welches von Len Bowers in England in der Akut Psychiatrie entwickelt wurde (ebd.).

Ziel dieser Arbeit ist es sich mit dem Safewards Model theoretisch und praktisch auseinander zu setzen um aufzuzeigen, ob Safewards im Maßregelvollzug den gleichen Effekt aufzeigen kann wie in anderen psychiatrischen Einrichtungen.

Angelegt an ein fünftägiges Praktikum dem KBO Isar Amper Klinikum in Haar, konnten unterschiedliche Wirkungsweisen von Safewards auf den Stationsalltag beobachtet und unter aktuellem Forschungsstand wissenschaftlich evaluiert werden.

Es wird Bezug genommen auf die Rahmenbedingungen von Safewards. Nachfolgend wird Safewards in Bezug auf den Stationsalltag von Beobachtungen und studienbasiertem Wissen exploriert.

2. Theorie

2.1 Maßregelvollzug

In Deutschland werden circa 9000 Menschen in Kliniken für Forensische Psychiatrie und Psychotherapie auf Grundlage des §63 StGB stationär behandelt (Müller und Saimeh, 2017, S.3).

Nach §63 werden psychisch erkrankte Personen untergebracht, wenn eine rechtswidrige Tat im Zustand der Schuldunfähigkeit (§20) oder der verminderten Schuldfähigkeit (§21) begangen wurde. In solchen Fällen ordnet das Gericht die Unterbringung in einem psychiatrischen Krankenhaus an, wenn die Gesamtbewertung durch das Gericht ergibt, dass von der Person infolge ihres Zustandes erhebliche rechtswidrige Taten zu erwarten sind und er deshalb für die Allgemeinheit gefährlich ist (Bundesamt für Justiz, Strafgesetzbuch, 2019, S.39).

Die forensische Behandlung für psychisch kranke Menschen nach § 63 StGB ist nicht zeitlich befristet. Die Patienten haben hier die Chance, ihre häufig komplexen Erkrankungen langfristig zu bearbeiten. Von ihren Therapiefortschritten hängt es ab, wie lange die Unterbringung im Maßregelvollzug fortdauert. Das zuständige Gericht überprüft einmal pro Jahr, ob eine weitere Unterbringung weiter notwendig und verhältnismäßig ist. Denn insbesondere nach sechs beziehungsweise zehn Jahren Behandlungsdauer wird gerichtlich beurteilt, ob weiterhin ein konkretes und gravierendes Risiko für die Allgemeinheit besteht und eine weitere Unterbringung gerechtfertigt ist. Anderenfalls ist das Gericht gesetzlich gehalten, die Unterbringung zu beenden.

Der Auftrag der Maßregel ist die Besserung und Sicherung solcher Patienten mit dem Ziel sie auf ein Straffreies Leben in der Gesellschaft vorzubereiten (LWL Maßregelvollzug, 2018).

Dabei handelt es sich explizit in Kliniken des Landschaftsverband Westfalen-Lippe (LWL) in 63% der Fällen um Patienten mit einer Psychose, in 23 % der Fällen um eine Persönlichkeitsstörung und den kleinsten Teil machen Intelligenzminderung, Störungen durch Alkohol und andere psychotrope Substanzen, Hirnorganische Störungen und sonstige Diagnosen mit zusammen 14% (LWL Maßregelvollzug, 2018).

Weiterhin konnte für ganz Deutschland vor allem eine vermehrte Unterbringung schuldunfähiger Straftäter im Maßregelvollzug beobachtet werden (Traub & Weithmann, 2014,

S.199ff.). Dahingehend berichteten Traub und Weithmann (2014, S.199ff), dass der Zuwachs in den psychiatrischen Krankenhäusern nach § 63 StGB fast vollständig (96%) durch schuldunfähige Patienten verursacht wurde und diagnostisch bei diesen Patienten ein Anteil von über 80% schizophrener Erkrankungen angenommen werden konnte.

2.2 Schizophrenie und Gewalt

Patienten mit einer Psychose machen den größten Anteil der Untergebrachten im Maßregelvollzug aus und weiterhin sind die Zahlen steigend.

Das Stigma Schizophrenie erkrankter Personen besagt, dass Schizophrenie erkrankte Personen gewalttätig und unberechenbar sind (Hodgins & Müller – Isberner, 2014, S.373). Studien zeigen, dass dies eine nicht zutreffende Verallgemeinerung ist, allerdings kann Schizophrenie ein belegbarer Risikofaktor für Gewalttaten sein (ebd.).

Epidemiologische Studien zeigen, dass der Anteil der Schizophrenie erkrankten Straftätern schwankt, jedoch im Vergleich zur Restbevölkerung durchgängig erhöht ist (ebd.). Allerdings ist das statistische Risiko insgesamt gering. Es entspricht etwa dem von anderen Risikogruppen in der Allgemein Bevölkerung, z. B. der Altersgruppe der jungen Männer (ebd.). Außerdem zeigen Studien auch, dass in Ländern mit hoher Kriminalitätsrate auch Delikte durch an Schizophrenie erkrankten Personen erhöht sind, was darauf hindeuten kann, dass auch andere Faktoren, die die Kriminalität in der Allgemeinbevölkerung verursachen, von Bedeutung sind (ebd.).

Nach der Zwangs Unterbringung nach § 63 im Maßregelvollzug kann es im Rahmen der Versorgung ebenfalls zu Gewalt kommen, von Seiten des Patienten aber auch aufseiten des Behandler Teams (Löhr, Schulz & Nienaber, 2019, S.13).

2.3 Zwangsmaßnahmen

Eingedenk der Gewalt und des Unrechts, die psychisch Erkrankten Menschen im Namen der Psychiatrie und durch in der Psychiatrie Tätige angetan worden sind, muss dem professionellen Umgang mit aggressivem Verhalten heute unsere besondere Aufmerksamkeit und Sorgfalt gelten, um Zwangsmaßnahmen entbehrlich zu machen. (S3 - Leitlinie >>Verhinderung von Zwang<< DGPPN , 2018)

Speziell in forensischen Einrichtungen stellen Patientenübergriffe eine der häufigsten Ursache von Arbeitsunfällen dar (Richter & Berger, 2001, S. 9 ff.). Der Arbeitsalltag vieler Mitarbeiter in diesen Einrichtungen besteht aus dem Umgang mit gewalttätigen Situationen und krankheitsbedingten Aggressionen (ebd.). Vor allem für Pflegekräfte stellt sich ein erhöhtes Risiko dar, Opfer eines Gewalt-übergriffs durch solche Patienten zu werden (ebd.). Im Maßregelvollzug kann sich Gewalt aber auch von Seiten des Behandler Teams zeigen, zum Beispiel in Form von Zwangsmaßnahmen (Löhr, Schulz & Nienaber, 2019, S.14). Zwangsmaßnahmen erfolgen auf unterschiedliche Weise, aber immer gegen den Willen des Patienten. Die gesetzliche Unterbringung, Fixierung, Isolierung oder diagnostische und therapeutische Maßnahmen sind einige der Zwangsmaßnahmen die im Maßregelvollzug täglich stattfinden (Reinwald, Horten, Dreßing & Salize,2021, S.2). Die Unterbringung im Maßregelvollzug stell per se eine Zwangsmaßnahme da, weil sie gegen den Willen des Patienten stattfindet (ebd.). Zwangsmaßnahmen werden kontrovers diskutiert, zum einen sind sie in diversen Fällen das letzte Mittel um akute Gefahr abzuwenden, zum anderen können sie ein traumatisches Erlebnis für den Patienten sein (Hirsch & Steinert, 2019, S.336). Zwangsmaßnahmen sind immer Eingriffe in die Menschenrechte und es besteht der Konflikt zwischen der Wahrung der Freiheitsrechte der Patienten und der Sicherheit (ebd.).

Die Erforschung von Aggression und Gewalt in der Psychiatrie ist eine junge Wissenschaft und verschiedene gegenwärtige Arbeiten zeigen, dass selten nur eine Seite für eine Eskalation verantwortlich ist (Löhr, Schulz & Nienaber, 2019, S.15). Mitarbeitende in der direkten Betreuung sind der größten Gefahr der verbalen und körperlichen Gewalt ausgesetzt, weshalb ein besonderes Augenmerk auf die Beziehungsgestaltung zur Verhinderung solcher Situationen gelegt wird (ebd.). Weniger Gewalt und Zwangsmaßnahmen ist das Ziel des Safewards Modell, welches von Len Bowers in England in der Akut Psychiatrie entwickelt wurde (ebd.).

3. Safewards

> Zwangsmaßnahmen sinken demnach, wenn eine gute Stationsatmosphäre
> besteht, der Umgang mit den Patienten respektvoll ist sowie eine wertschät-
> zende und nicht regelorientierte individualisierte Haltung beim Team besteht,
> Patienten positiv gewürdigt werden, eine Wertlegung auf Prävention besteht,
> Reflexionsfähigkeit des Teams vorliegt und den Patienten so viel Kontrolle
> wie möglich erhalten bleibt.
> (Lang et al., 2016, S.300)

Safewards beschreibt ein evidenzbasiertes Konzept, welches Konflikte und Einschränkungen verhindern und Partizipation ermöglichen soll, es trägt zum Verständnis von Gewalt auf
psychiatrischen Stationen bei (Löhr, 2015, S. 16). Die Behandlung auf psychiatrischen Stationen kann durch Gewalt und schwierige Situationen gekennzeichnet sein (ebd.). Safewards
liefert eine Erklärung für die Entstehung solcher Situationen und versucht mit Hilfe von
Interventionen Konflikte und daraus resultierende Zwangsmaßnahmen zu vermeiden (ebd.).
Im Mittelpunkt steht die Erkenntnis, dass Handlungen von Patienten immer Gegenmaßnah-
men auf Mitarbeiterseite hervorrufen (Löhr, Schulz & Nienaber, 2019, S.36). In verschiedenen Bereichen können Konflikte entstehen (Stationsteam, räumliche Umgebung, kranken-
hausexterne Faktoren, Patientengruppe, Patienteneigenschaften und regulatorische Rahmenbedingungen), das Modell zeigt auf, dass psychiatrisch Tätige jeden Bereich beeinflussen
können um Krisenherde zu reduzieren und keine neuen Konflikte auszulösen (Löhr, 2015,
S.16). Safewards umfasst 10 Interventionen für den Umgang mit Konfliktsituationen und
deren Eindämmung (Baumgart, 2020, S. 25). Mit dem Ziel Konfliktsituationen frühzeitig zu
erkennen, diese zu deeskalieren beziehungsweise das Auftreten von Konflikten im Vorfeld
zu reduzieren werden Mitarbeiter vor der Implementierung ausführlich geschult (ebd.).

Als erste der 10 grundlegenden Interventionen wird die Klärung gegenseitiger Erwartungen
benannt. Die festgelegten Regeln und Strukturen auf der Station werden gemeinsam identi-
fiziert, reflektiert und aktualisiert (Löhr, Schulz & Nienaber, 2019, S.52ff.). Dies schafft
Freiräume für die Gestaltung einer professionellen Beziehungsgestaltung, gegenseitiges
rnstnehmen und einen Umgang auf Augenhöhe (ebd.). Unklare Erwartungen und mangelnde

Klarheit schaffen Krisenherde (ebd.). Es gibt eine abgestimmte Erwartungshaltung auf beiden Seiten und dies fordert vom Team Reflexionsfähigkeit und Offenheit (ebd.).

Als zweites die verständnisvolle Kommunikation. Der Ton macht die Musik und dies gilt vor allem auf psychiatrischen Stationen, mit Hilfe dieser Intervention lernt man Respekt und Verständnis in Worten auszudrücken auch wenn Patienten etwas verweigern oder unterlassen sollen, denn nicht was wir sagen ist wichtig, sondern wie wir es sagen (Löhr, Schulz & Nienaber, 2019, S 59ff.). Nicht immer können Patientenwünsche erfüllt werden und dies kann zu Krisenherden führen, denn das härteste Wort ist Nein (ebd.). Wenn keine andere Lösung möglich ist, wird das Team sensibilisiert auch Bitten in angemessener respektvoller Weise abzulehnen (ebd.). Auf psychiatrischen Stationen kommt es häufig zu verbalen und körperlichen Übergriffen, weil Patienten sich nicht gehört, verstanden und wertgeschätzt fühlen, verständnisvolle Kommunikation soll helfen dies zu vermeiden und die Mitarbeit zwischen Patienten und Mitarbeitern zu verbessern (ebd.).

Positive Kommunikation ist die dritte der 10 Interventionen. Der Fokus auf psychiatrischen Stationen liegt häufig auf dem negativen Verhalten der Patienten (Löhr, Schulz, Nienaber, 2019, S.69ff.). Das Ziel dieser Intervention ist es positiv und negativ auszugleichen, kennen der Stärken und Schwächen, einen optimistischen Start für jede Schicht liefern und das Machtgefälle beheben, wenn der Patient nicht anwesend ist (ebd.). In der Übergabe liegt der Fokus häufig auf Problemen und negativen Verhalten einzelner Patienten, das kann schnell ein negatives Bild auf die Patienten werfen (ebd.). Dem soll die positive Kommunikation entgegenwirken, in dem in jeder Übergabe über jeden Patienten etwas positives gesagt wird (ebd.). „ Jede Kleinigkeit ist es wert, benannt zu werden; was Pflegenden als kleiner Schritt erscheint, kann für die Patientinnen und Patienten eine große Anstrengung bedeuten, die gewürdigt werden sollte" (Löhr, Schulz & Nienaber, 2019, S. 72).

Deeskalierende Gesprächsführung hilft frühzeitig eskalierende Situationen zu erkennen und in solchen Situationen eine freundliche Haltung zu bewahren und den Patienten Wertschätzung und Respekt entgegen zu bringen (Löhr, Schulz & Nienaber, 2019, S. 74ff.). Auf einem Plakat auf der Station werden die wichtigsten Schritte zur Deeskalation niedergeschrieben, Absicherung, Klärung und Auflösung (ebd.). Die Absicherung der Station, versuch der Klärung des Problems und eine Lösung für das Problem zu finden (ebd.). Das Plakat wird kurz und kompakt, aber umsetzbar beschrieben (ebd.). Reflektionen zum Beispiel in Übergaben soll nicht fragen wer Schuld ist wenn es schief geht, sondern was man beim nächsten mal besser machen kann (ebd.).

Unterstützende Kommunikation bei unerfreulichen Nachrichten. Schlechte Nachrichten können immer zu Konflikten führen (Löhr, Schulz & Nienaber, 2019, S. 79ff.). Patienten müssen unterstützt werden um Krisen zu minimieren und mit unerfreulichen Nachrichten besser umgehen zu können (ebd.). Es wird multiprofessionell im Vorfeld besprochen, ob Patienten eine unerfreuliche Nachricht erhalten und wie damit am besten umgegangen werden kann (ebd.).

Gegenseitiges Kennenlernen. Eine gute Beziehung ist die Grundlage des Models, es geht darum gemeinsame Interessengebiete zu finden und erleichtert die Zusammenarbeit besonders in angespannten Situationen (Löhr, Schulz & Nienaber, 2019, S. 84ff.). Das Ziel dieser Intervention ist der Aufbau einer stärkeren Beziehung (ebd.). Mitarbeiter wissen häufig mehr über Patienten (Diagnose, Unterbringungen, Krisen) als andersherum, mit dieser Intervention kann der defizitorientierte Blick ausgeglichen werden und helfen einen guten Kontakt aufzubauen (ebd.).

Gemeinsame Unterstützungskonferenz ist die siebte Intervention und zeigt die Station als soziale Gemeinschaft, denn Hilfe unter Patienten kann häufig effektiver sein (Löhr, Schulz & Nienaber, 2019, S.89ff.). Die Ziele dieser Intervention sind den bestehenden Mechanismus stärken, den Aufbau des Selbstwertgefühls und die Wertschätzung (ebd.). „Die Teilnehmerinnen und Teilnehmer der gemeinsamen Unterstützungskonferenz überlegen, wie sie sich gegenseitig ´, aber auch den nicht teilnehmenden Patienten helfen können. Selbst Kleinigkeiten können erstaunlich wichtig für manche Menschen sein'' (Löhr, Schulz & Nienaber, 2019, S.91). Ebenfalls gibt es in jeder Unterstützungskonferenz eine Danksagungsrunde und nichts ist zu gering um angesprochen zu werden (ebd.).

Methoden zur Beruhigung. „Bedarfsmedikation gilt als eine effiziente Strategie, sollte aber nicht leichtfertig und zu schnell eingesetzt werden. Oftmals ist es besser, die persönlichen Stärken der Patientin oder des Patienten und ihre oder seine individuellen Bewältigungsmechanismen zu erkunden und zu aktivieren'' (Löhr, Schulz & Nienaber, 2019, S. 96). Patienten lernen in Krisen und Stresssituationen selbst aktiv zu werden um zu lernen sich selbst zu regulieren (Löhr, Schulz & Nienaber, 2019, S. 95ff.). Schon bei ersten Anzeichen können diese Methoden angewandt werden um einer Bedarfsmedikation vorzugreifen (ebd.). Von einem Spaziergang im Freihof in Begleitung über ein Entspannungsbad bis zum Platzen einer Luftpolsterfolie ist alles möglich, solange es circa 15 Minuten dauert und durch jeden Durchführbar ist (ebd.).

Sicherheit bieten ist die neunte und vorletzte Intervention von Safewards. Jede Konfrontation auf psychiatrischen Stationen kann ein Krisenherd sein (Löhr, Schulz, Nienaber, 2019, S. 100ff.). Diese Intervention gibt Hinweise, wie man für Mitarbeiter und für Patienten ein sicheres Umfeld wiederherstellen kann (ebd.). Das Ziel ist es nach jeder Konfrontation proaktiv jeden Patienten zu beruhigen und potenzielle Auswirkung von Konfrontationen zu reduzieren um weitere Krisenherde zu vermeiden (ebd.).

Die 10 Intervention ist Entlassnachrichten. Entlassnachrichten durch entlassene oder verlegte Patienten können Hoffnung geben und eine positive Botschaft vermitteln (Löhr, Schulz & Nienaber, 2019, S.104ff.). Diese Nachrichten können neu aufgenommenen Patienten in ähnlichen Situationen Hoffnung und Zuversicht hinsichtlich der eigenen Genesung fördern (ebd.). Diese Nachrichten werden öffentlich auf der Station aufgehängt und beinhalten zum Beispiel einen nützlichen Rat oder was ihnen während des Aufenthalts gefallen hat (ebd.). Keine Nachricht wird verworfen und es sind keine Komplimente damit das Personal sich gut fühlt (ebd.).

4. Setting

Im Rahmen eines fünftägigen Praktikums, wurde Safewards in der forensischen Klinik des Bezirks Oberbayern (KBO) - Isar - Amper – Klinikum in Haar näher beleuchtet.

Die forensische Klinik in Haar besteht aus 6 Stationen im Hochgesicherten Bereich mit jeweils 20 Patienten. Es sind Stationen für strafrechtlich untergebrachte männliche psychisch kranke Rechtsbrecher nach §126a StPO, § 453c StGB, 67h StGB und §63 StGB. Auf der Station 60 F (Praktikumsstation) werden primär Patienten nach §63 mit akuten oder chronifizierten Erkrankungen aus dem schizophrenen Formenkreis behandelt (Stationskonzept der Station 60F). In regelmäßigen Abständen von 6 Monaten wird in den Behandlungsplankonferenzen eine individuelle Perspektive erarbeitet und der vergangene Behandlungszeitraum evaluiert. Die pflegerische Versorgung der Patienten erfolgt im Rahmen des Bezugspflegesystems. Im multiprofessionellen Tea auf der Station werden alle Berufsgruppen, die an der Behandlung am Patienten beteiligt sind, mit einbezogen. Durch den kontinuierlichen

Informationsaustausch bei Übergaben, Verläufen und Visiten wird jeder Mitarbeiter des Multiprofessionellen Teams auf den neusten Entwicklungsstand des jeweiligen Patienten gebracht.

4.1. Projektarbeit Safewards

Der Anlass für das Projekt Safewards im Jahr 2019 waren die hohen Zahlen von Übergriffen auf das Pflegepersonal und die erhöhte Zahl der Zwangsmaßnahmen in Bayern. Die Zielsetzung seit 2018 ist die Einführung von Safewards auf allen Stationen und in allen Häusern der Klinik in Haar auf einen nicht festgelegten Zeitraum. Aktuell befinden sich 5 Stationen in der Implementierung und zwei haben es bereits fest implementiert. Das Thema Deeskalation und Vermeidung von Zwangsmaßnahmen sollte mehr Gewichtung bekommen und da es eine Klinik mit eigener Pflegeschule ist, sollen die Auszubildenden bestmöglich auf ihre zukünftigen Tätigkeiten vorbereitet werden. Das Projekt wird durch einen Projektmanager und drei Safewardstrainer auf den Stationen begleitet. Durch die multiprofessionelle Zusammenarbeit soll eine möglichst große Vernetzung in der gesamten Klinik erfolgen. Zu Beginn wird auf jeder Station Kickoff-Meeting mit allen Behandlern aus dem Multiprofessionellen Team abgehalten, wo das Projekt vorgestellt wird und Informationen ausgetauscht werden, sowie erste Sorgen geklärt werden können. Im nächsten Schritt werden Teams von 2-3 Personen in Arbeitsgruppen eingeteilt und jedes Team bearbeitet eine Intervention von Safewards, diese Personen sind dann die Champions der Intervention. Jede im multiprofessionellen Team wirkt an einer Intervention mit und die Champions können sich Stationsübergreifend austauschen und vernetzen. Die Champions sind für ihre Intervention verantwortlich und entscheiden wie sie eingeführt werden soll und wann, ebenfalls stellen die Champions auch ihren Kollegen die Intervention vor. Jede Intervention wird durch die Champions dokumentiert und der Projektleiter unterstützt jede Gruppe bei der Umsetzung. Auf der Station gibt es nach dem Stand Juli 2021 seit zwei Jahren keine Fixierung mehr.

5.Methode

In Anlehnung an die Fragestellung erfolgt dessen Exploration im Setting der Forensischen Klinik in Haar für einen begrenzten Praktikumseinsatz von fünf Tagen. Aufgrund der aktuellen Lage bedingt durch die verbreitete Covid-19 Pandemie, konnten die Bedingungen der hiesigen Arbeit nur bedingt umgesetzt werden. Schwerpunktmäßig wurde die Arbeit des Safewardsbeauftragten / Projektleiter begleitet, der die Stationen bei der Implementierung und täglichen Umsetzung von Safewards unterstützt. Die zugrundeliegenden Ergebnisse des Praktikumsberichts, wurden durch berufsspezifische Erfahrungsberichte des Safewardsbeauftragten und durch die teilnehmende Beobachtung des Stationsalltag ermittelt und anhand einer Literaturrecherche wissenschaftlich belegt. Ein Experteninterview konnte aus externen Gründen nicht durchgeführt werden. Das Praktikum wurde unter Blickpunkten durchgeführt, Wie die Interventionen im Alltag ausgeführt werden.

6.Ergebnisse

Diese Hausarbeit befasst sich mit den beobachtbaren Wirkungsweisen von Safewards in der Behandlung von psychisch kranken Straftätern im Maßregelvollzug. Aufgrund der Kürze des Praktikums, wird der Fokus weniger auf Auswirkungen und Behandlungserfolge gelenkt, als auf beobachtbare und wissenschaftlich fundierte Wirkmechanismen. Das Praktikum gewährte einen Einblick in die verschiedenen Umsetzungen von Safewards im Stationsalltag. Der folgende Bericht ist eine Zusammenfassung der Beobachtung des Stationsalltag und der täglichen Umsetzung der Interventionen von Safewards im Maßregelvollzug.

Über 5 Tage wurde die Umsetzung von Safewards auf der Station beobachtet. Die einzelnen Interventionen wurden über einen Zeitraum von 12 Monaten auf der Station eingeführt und im Voraus alle Mitarbeiter multidisziplinär geschult. Die einzelnen Interventionen wurden durch Champions der eigenen Station individuell auf die Station abgestimmt erarbeitet und implementiert.

Für die erste Intervention – *Gegenseitige Erwartungen klären* – gab es auf der Station einen gemeinsam gestalteten Baum an der Wand. Auf den Blättern dieses Baumes wurden gemeinsam die gegenseitigen Erwartungen aufgeschrieben. Diese Erwartungen richten sich nicht mehr nur an die Patienten, sondern forderten auch das Team auf offener zu werden und eigene Routinen und Regeln zu hinterfragen. Zum Beispiel der Respekt gegenüber anderen, Rauchen nur in den dafür Vorgesehenen Räumen, Lass deinen Dreck nicht stehen, Absprachen einhalten, nicht über andere reden in deren Abwesenheit, Respekt und Achtung vor den

Wünschen anderen. Dies sind Beispiele der gegenseitigen Erwartungen auf der Station. In regelmäßigen Abständen werden diese Regeln neu reflektiert und aktualisiert.

Für die zweite Intervention – *Verständnisvolle Kommunikation* – gibt es auf der Station zwei Umsetzungen. Zum einen hängen auf den Mitarbeiter WCs Postkarten mit speziellen Hinweisen. Diese werden wöchentlich gewechselt und sollen die Mitarbeiter in ihrem Respektvollen Umgang auf der Station Sensibilisieren. Zum Beispiel mit dem Satz: Respekt ist kein Privileg, sondern die einfachste Form miteinander umzugehen. Zum anderen sind die Mitarbeiter darin geschult verständnisvoll zu kommunizieren. Bitte und danke sagen. Jeder Mangel an Respekt, ob real oder nur so empfunden, kann eine Krise zum Ausbruch bringen. Begegnen Sie den Patienten auf Augenhöhe, um zu verhindern, dass Ihre Körpersprache als autoritär und/oder respektlos aufgefasst wird. Kein erhobener Zeigefinger, nicht die Stirn runzeln, von oben herab reden, die Arme vor der Brust falten, die Augen zusammenkneifen etc. Vermeiden Sie ein klares ‚Nein'. Bieten Sie Optionen und Alternativen an, statt seine Bitte komplett abzulehnen. Das vermittelt dem Patienten, dass er noch für voll genommen wird und dass das Personal ihm zuhört und hilft. Erteilen Sie keine Befehle, sondern machen Sie Vorschläge. Damit erreichen Sie mehr Kooperationsbereitschaft vom Patienten und verbessern Ihre Beziehung zu ihm. „Möchten Sie vielleicht... Es wäre nett, wenn Sie... Wären Sie wohl so freundlich... so machen das die anderen...". Dies sind einige Beispiele die auf der Station umgesetzt werden und als Hilfestellung auch im Dienstzimmer nachzulesen sind.

Für die dritte Intervention – *Positive Kommunikation*- wird in Übergaben und patientenorientierten Fallbesprechungen durch den Interventionsbeauftragten darauf geachtet, dass zu jedem Patienten mindestens ein positiver Inhalt vermittelt wird. Zu Beginn der Übergabe wird an die positive Kommunikation erinnert und während der Übergabe darauf geachtet, dass jeder Patient eine positive Aussage erhält. Bei Notwendigkeit wird daran erinnert und bei negativen Inhalten wird das Glockenkonzept umgesetzt. Bei emotional aufgeladenen und subjektiv geprägten Negativinhalten wird die Glocke geklingelt. Der Erfolg ist daran zu messen, dass die vorangegangene Aussage relativiert ist und ein Zugang ermöglicht wird, um einen positiven Inhalt über den Patienten nennen zu können. In den fünf Übergaben in der Woche konnte beobachtet werden, dass mehrere Monate nach Einführung dieser Intervention die Glocke nur noch insgesamt drei Mal benutzt wurde und auch umgehend Wirkung zeigte.

Für die vierte Intervention – *Deeskalierende Gesprächsführung* – bedarf es als einzige Intervention keine Champions für die Vorbereitung und Implementierung. Es gibt ein fertiges Plakat, welches auf der Station groß aushängt, auf dem Methoden für solche Situationen draufstehen und nachgelesen werden können. Dies ist kurz/ kompakt und umsetzbar gehalten, soll aber nicht nur ein Poster sein, sondern wird in den Übergaben auch bei Bedarf nachbesprochen und reflektiert.

Die fünfte Intervention – *Unterstützende Kommunikation bei unerfreulichen Nachrichten* – ist auch auf der Station 60 F keine Möglichkeit Patienten vor dem Leben zu schützen. Jeder Patient erhält im Laufe seiner Unterbringung schlechte Nachrichten und soll gemeinsam mit dem multiprofessionellen Team lernen damit umzugehen. Schlechte Nachrichten können zu Konflikten führen, aber die Unterstützung kann Krisen minimieren. In den Übergaben werden immer zwei Fragen gestellt; 1. Welcher Patienten hat in der letzten Schicht schlechte Nachrichten erhalten und 2. Welcher Patient wird in der nächsten Schicht schlechte Nachrichten erhalten. Gemeinsam wird dann in der Übergabe multiprofessionell überlegt welche Auswirkung schlechte Nachrichten haben können und wie man die Folgen mindern kann.

Für die sechste Intervention – *Gegenseitiges Kennenlernen* – gibt es auf der Station einen großen Schaukasten, in dem jeder Mitarbeiter und auch jeder Patient einen Steckbrief aufgehangen hat. Bei den Mitarbeitern sind diese Steckbriefe mit Fotos versehen, bei den Patienten aus Datenschutz Gründen nicht. Zu Beginn sei dies die komplizierteste Intervention gewesen, erklärte mir der Projektleiter, weil viele Mitarbeiter im Maßregelvollzug nichts Persönliches von sich preisgeben möchten. Nach einiger Zeit merkten alle Mitarbeiter, dass diese Intervention aber besonders in angespannten Situationen die Zusammenarbeit erleichterte. Die Steckbriefe wurden bewusst gemischt um das Miteinander zu demonstrieren und auch die Fragen sind bei Patienten und Mitarbeitern gleich. Zum Beispiel; Lieblingsserie, Lieblingsessen, Hobbies, Lieblingsreiseziel und zum Schluss "Ach übrigens" wo jeder noch etwas hinschreiben kann was ihm wichtig ist.

Für die siebte Intervention – *Gemeinsame Unterstützungskonferenz* – trifft sich die Station einmal wöchentlich im großen Speiseraum der Station. Die Gemeinsame Unterstützungskonferenz soll kein Forum für Beschwerden oder eine Kaffeerunde sein, sondern die soziale

Gemeinschaft stärken. Auf Grund der Covid-19 Pandemie konnte diese Intervention ebenfalls nicht persönlich beobachtet werden. Das Ziel dieser Intervention auf der Station ist den bestehenden Mechanismus zu stärken und Wertschätzung zu vermitteln.

Für die achte Intervention – *Methoden zur Beruhigung* – gibt es auf der Station im Dienstzimmer einen speziellen fahrbaren Wagen. Dieser Wagen wurde so konzipiert, dass jede Maßnahme in 15 min in Begleitung durch den jeden durchführbar ist, sprich zum Beispiel Akkupunktur und Aromatherapie sind nicht möglich, weil diese einer Schulung bedürfen. Mit dem Ziel Hilfe zur Selbsthilfe und weg von der Medikation als erste Wahl in Krisen. In diesem Wagen befindet sich zum Beispiel alles um einen Tee zu kochen. Dabei ist schon der Weg das Ziel erklärt mir der Projektliter, weil es sich nicht um fertige Teebeutel handelt, sondern um besonders guten losen Tee und spezielles Teegeschirr, sodass sich dies schon abhebt von den normalen Getränken.

Für die neunte Intervention – *Sicherheit bieten* – wurde durch die Interventionsbeauftragen zunächst der Titel in '' Sicherheit wiederherstellen'' geändert. Während der Woche des Praktikums konnte die Umsetzung dieser Intervention nicht beobachtet werden und wurde nur durch den Projektleiter und das Pflegepersonal erklärt und vorgestellt. Es wurde auf der Station in Akute und Chronische Ereignisse unterteilt, Akute Ereignisse sind zum Beispiel Gewalt Situationen unter Patienten, Fixierung unter Anwendung von Zwang, Medizinischer Notfall oder Suizid / Selbstverletzung. Chronische Ereignisse sind dagegen andauerndes Schreien, Diebstahl, Erpressung, Unterschwellige Aggression und fehlende Körperhygiene. Nach einem akuten Ereignis sucht eine Pflegekraft proaktiv den Kontakt zu jedem Patienten und erkundigt sich nach dem Erleben der Situation und informiert über das Stattfinden der Interventionsgruppe. Die Interventionsgruppe dient einer gemeinsamen Nachbesprechung und sollte in der ersten Stunde nach dem Ereignis stattfinden. Bei chronischen Ereignissen ist der Zeitdruck geringer als bei akuten Situationen. In der Morgenrunde des folgenden Tages wird das Ereignis mit den Patienten besprochen und erläutert. Die Auswertung dieser Intervention erfolgt durch die Champions an Hand der Verlaufsdokumentation.

Für die zehnte Intervention – *Entlassnachrichten* – gibt es auf der Station die Wall of Hope mit dem Maßregelvollzugsexpress. Da es auf der Station nur sehr selten zu echten Entlassungen kommt, sondern in den meisten Fällen zu Verlegungen auf Grund hoher Verweildauern auf weiterführende Stationen. Aber Entlassung oder Verlegung bedeutet immer einen

Beziehungsabbruch, deshalb wurde auf der Station durch die Champions die Wall of Hope mit dem Maßregelvollzugsexpress eingeführt, welche aus 6 Waggons besteht. Der erste Waggon ist der Aufnahmewaggon und entspricht der Stufe 0, wo Patienten kreativ die Bedeutung von Hoffnung verewigen konnten, weil Hoffnung auf der Station an erster Stelle steht. Der Zweite Waggon entspricht der Stufe A, da sehen Patienten drauf was sie nun machen können, zum Beispiel einen Kaffee trinken gehen. In den Waggons B C und D wird der Patient weiter gelockert und sieht welche Möglichkeiten er hat. Das Zentrum des Maßregelvollzugsexpress erfasst den Gesellschaftswaggon wo sich Patienten austauschen können über das was sie Positives erlebt haben. Sobald der Verlegungstermin eines Patienten geplant ist, erhält dieser ein sogenanntes Zugticket, welches er mit seiner Bezugspflege ausfüllt (siehe Anhang).

7. Diskussion

Die Zielsetzung dieser Hospitation war die Wirkungsweisen in der Behandlung von Schizophrenie erkrankten Menschen im Hoch gesicherten Bereich des Maßregelvollzugs unter Safewards zu beobachten und zu reflektieren. Hierfür wurde die Station 60 F der Isar Amper Klinikum in Haar verwendet, welche seit 2019 Safewards implementiert hat und umsetzt. Die forensisch-psychiatrische Versorgung im Maßregelvollzug gehört nicht zur ursprünglichen Zielgruppe von Safewards, aber es wird in Haar so gesehen, dass Safewards als ein Rahmen über der Station liegt und individuell gefüllt werden kann, wie es zur Station passt. Die persönliche Haltung in der Kommunikation und im Miteinander mit den Patienten nimmt im Maßregelvollzug eine zentrale Rolle ein (Trost & Rogers, 2016, S.64ff.). Die Haltung der Pflegekräfte führt dazu, dass Patienten motiviert werden an der Behandlung mitzugestalten und an Therapien teilzunehmen (ebd.). Dies führt dazu, dass der Behandlungsverlauf positiv beeinflusst wird.

Auf der Station 60F wurde seit Einführung von Safewards nicht mehr fixiert und Stationsklima verbesserte sich seitdem signifikant nach Aussagen der Mitarbeiter und Patienten. Mit den Ergebnissen der Untersuchung zur Umsetzung des Safewards-Modells in einer Berliner Klinik aus dem Vivantes Klinikum am Urban liegen erste positive Ergebnisse für Deutschland vor. In der ersten Studie von Jäckel und Kollegen (2019) stand das Stationsklima und die Arbeitszufriedenheit der Mitarbeiter im Vordergrund. Dies wurde mit Hilfe einer multiperspektivischen Prä-Post-Befragung durchgeführt. Das Ergebnis war ein besseres Stationsklima und eine höhere Arbeitszufreidenheit (zitiert nach Löhr,Schulz & Nienaber, 2020,

S.111). In der zweiten Studie ging es darum, wie sich der Nutzen von Safewards auf Zwangs-
maßnahmen ausübt (ebd.). Hier zeigten Baumgart und Kollegen (2019), dass die Zahl der
Zwangsmaßnahmen bezogen auf die Zahl der Aufnahmen signifikant abnahm (ebd.). Eine
Studie aus einer Forensik in Dänemark, machte deutlich, wie wichtig die Einbindung aller
Mitarbeiter ist und dass die Interventionen auf eine Frage der Sicherheitsstufe geprüft wer-
den müssen vor Implementierung (ebd.).

Das Safewards-Modell zeigt eine Reihe von Ursprungsfaktoren auf, die zu bestimmten Krisenherden auf einer psychiatrischen Station führen und möglicherweise Konflikte auslösen
können. Es fasst die Faktoren zusammen, die die Menge von Konflikten beeinflussen, und
erklärt, warum auf einigen Stationen häufiger Konflikte vorkommen als auf anderen, auch
unter ähnlichen Bedingungen. Unter Konflikten wird alles verstanden, was ihre eigene Sicherheit oder die Sicherheit anderer gefährdet (Selbstverletzung, Gewalt, Entweichungsver-
suche Suizid, etc.). Darüber hinaus weist das Modell darauf hin, wie Eindämmungsversuche
manchmal eher einen Konflikt zum Ausbruch bringen, als ihn erfolgreich zu verhindern.
Unter Eindämmung versteht man alle Maßnahmen seitens der Mitarbeitenden, die solchen
Konflikten vorbeugen oder deren negative Folgen eindämmen sollen (z. B. durch Bedarfsmedikation, spezielle Überwachung, Isolierung usw.). Schließlich beinhaltet das Modell
wirksame Einflussmöglichkeiten und spezifische Interventionen für Pflegende, mit denen
die Entstehung und Häufigkeit von Konflikten reduziert werden können. Diese Interventionen erfolgen mit der Zielsetzung, im Rahmen der Behandlung für ein unterstützendes und
stressarmes Setting zu sorgen, was einer schnellen Genesung förderlich ist.

8. Fazit

Auch wenn die Studienlage zur Wirksamkeit im Maßregelvollzug noch sehr übersichtlich
ist, lässt sich sagen, dass ein Effekt der Safewards Interventionen zu erkennen ist, aber nur
dann zu erwarten ist, wenn es eine breite Masse an Akzeptanz und gute Schulungen der
Mitarbeitenden gibt. Es wünschenswert wäre, im Hinblick auf die Reduzierung von Zwang
clusterrandomisierte Studien zur Erforschung der einzelnen Interventionen zu haben.
Eine hohe Akzeptanz der Interventionen kann zu einer höheren Arbeitszufriedenheit führen.
In einer Studie in der Forensik in Dänemark zeigte sich, dass die Einbindung aller Mitarbei

ter wichtig sei. Dies wurde auch so in Deutschland in Haar erlebt, der Hochgesicherte Bereich in Haar arbeitet mit Sicherheitspersonal welches bei Alarmen umgehend reagiert und agiert. Nicht immer beziehungsfördernd für das multiprofessionelle Team. Während des Praktikums vor Ort wurde darüber gesprochen, dass alle Personen, welche mit den Patienten in den Kontakt gehen geschult werden müssen um einen Beziehungs- und Therapieabbruch zu verhindern und Zwangsmaßnahmen nicht nötig zu machen.

Aus der Hospitationswoche geht klar hervor, dass eine kleine Einzelmaßnahme allein nicht alle Probleme löst und nicht alle Konflikte und Eindämmungsversuche aus der Welt schafft. Erforderlich ist ein Einsatz von spezifischen Interventionen an ganz vielen verschiedenen Fronten. Selbst dann stellen einige der Ursprungsfaktoren für Konflikte unüberwindliche Realitäten dar, so wie psychische Erkrankung, Gesetze usw. Trotzdem hat das Pflegepersonal durch die Art, wie es auf diese und andere Ursprungsfaktoren für Konflikte reagiert, erhebliche Macht und Einflussmöglichkeiten auf die Häufigkeit von Konflikten und deren Eindämmung.

Abschließend ist festzustellen, dass die Station 60 F des KBO Isar Amper Klinikums in Haar eindrucksvoll zeigt, wie das Konzept Safewards im Maßregelvollzug umgesetzt werden kann. Es wurde deutlich, was ein Theorie-Praxis-Transfer wissenschaftlicher Erkenntnisse und die Implementierung komplexer Interventionen auf hohem Evidenzniveau bewirken kann, wenn multiprofessionell ein respektvoller Umgang herrscht.

Literaturverzeichnis

Deutsche Gesellschaft für Psychiatrie und Psychotherapie, Psychosomatik und
Nervenheilkunde e. V. (DGPPN) (2019). Epidemiologie. In Deutsche
Gesellschaft für Psychiatrie und Psychotherapie, Psychosomatik und
Nervenheilkunde e. V. (DGPPN) (Hrsg.), S-3 Leitlinie Verhinderung von Zwang.

Hirsch, S. & Steinert, T. (2019). Freiheitsbeschränkende Maßnahmen. Wirksamkeit von
Maßnahmen zur Prävention und Reduktion. Deutsches Ärzteblatt (Jg.116).Heft
19.S.336-343

Hodgins, S. & Müller-Isberner, R. (2014). Schizophrenie und Gewalt. Der Nervent-
arzt.3/2014. Springer Verlag Berlin Heidelberg. S273-278.

Lang, U. E., Walter, M., Borgwardt, S., & Heinz, A. (2016). Über die Reduktion von
Zwangsmaßnahmen durch eine "offene Türpolitik". Psychiatr Prax, 43(6),
299-301.

Löhr, M. & Schulz, M. & Nienaber, A. (2020). Safewards. Sicherheit durch Beziehung (2.
Aufl.). Köln: Psychiatrie Verlag GmbH

Löhr, M. (2015). Das Safewards-Modell. Konflikte und Einschränkungen verhindern und
Partizipation ermöglichen. Psychosoziale Umschau 1/2015. S.16-17

Reinwald, J. & Horten, B., Dreßing, H. & Salize, H.-J. (2021). Strukturmerkmale und An-
wendungshäufigkeit von Zwangsmaßnahmen im deutschen Maßregelvollzug. Psy-
chiat Prax. Stuttgart: Thieme Verlag

LWL Maßregelvollzug (2018). Krankheitsbilder von psychisch kranken
Maßregelvollzugspatienten (§63 StGB) in LWL-Kliniken. Gefunden unter
https://www.lwl-massregelvollzug.de/de/MRV_Inhalte/Patienten/diagnosen/

Richter, D.; Berger K. (Patientenübergriffe auf Mitarbeiter, 2001): Patientenübergriffe auf Mitarbeiter in der Psychiatrie. Eine prospektive Untersuchung der Häufigkeit, Situationen und Folgen, München: Springer Verlag, 2001

Saimeh, N., Müller J.L. (2017). Standards für die Behandlung im Maßregelvollzug nach §§ 63 und 64 StGB. Der Nervenarzt 88, 01/2017 Sonderausgabe, S.3.

Strafgesetzbuch (2019) § 20 Schuldunfähigkeit wegen seelischer Störungen. Strafgesetzbuch. In Bundesamt für Justiz (Hrsg.).

Traub, H.-J., & Weithmann, G. (2014). Gemeinsame Entwicklung, unterschiedliche Inzidenz. Forensische Psychiatrie, Psychologie und Kriminologie, 8(3), 199-207.

Trost, A., & Rogge, S. (2016). Umgang mit Menschen im Maßregelvollzug (1. Auflage). Psychiatrie Verlag.

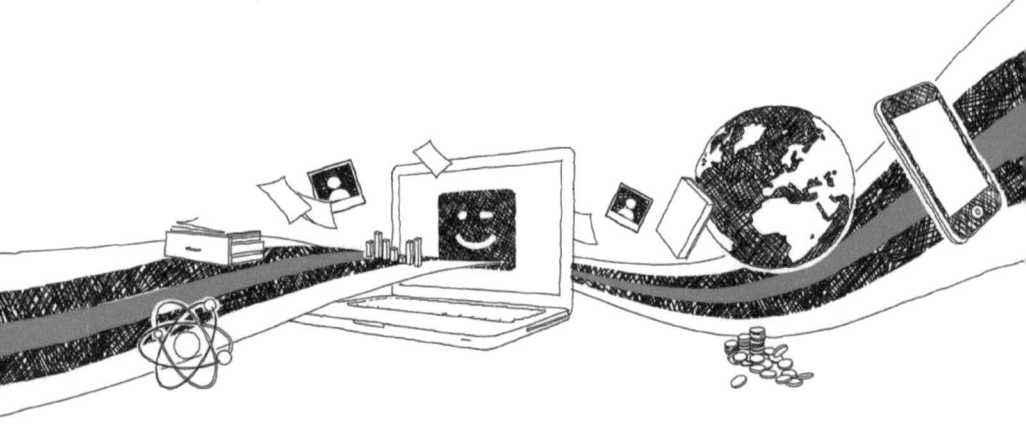
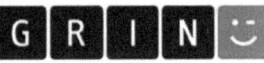